ADDRESSE

A TOUS LES

MEDECINS

SUR LA NECESSITE

DE

CONSERVER LE NOM OFFICINAL DES MÉDICAMENS

PAR

HUFELAND,

Doct. en Médecine,

Conseiller d'Etat et premier Médecin de S. M. le Roi de Prusse.

BERLIN, 1821.

CHEZ G. REIMER.

Nous avions autrefois le bonheur de possèder un langage déterminé et intelligible à toutes les nations. Une ordonnance écrite à Berlin pouvoit être preparée en Europe, en Asie, en Afrique, enfin partout, ou l'on trouvoit des Pharmacies. Actuellement nous sommes parvenus à un tel point d'anarchie, qu'aprés avoir passé nos frontières on ne peut plus se servir de nos ordonnances, parceque les Pharmaciens étrangers, d'après la Pharmacopée de leur pays, ou ne les comprennent pas, ou, ce qui est encore pire, les entendent mal. On à inventé en Europe au moins une douzaine de dénominations pour chaque medicament; et une de nos ordonnances apportée à Paris, la ville la plus fréquentée par les étrangers, n'y peut plus être préparée, premièrement parce qu'elle est écrite en Latin, et que le Pharmacien n'y entend que le Français, secondement parceque la terminologie de la science y est tout-a-fait differente de la notre. Ainsi notre art salutaire est sur le point de perdre la grande prérogative de se faire entenere partout, et de devenir par ce moyen partout efficace et bienfaisant.

Le mal est urgent, et menace de s'étendre de jour en jour. Il est tems d'y mettre un terme. Le remède en est facile; il ne tient qu'à nous d'en faire usage, et j'ai cru devoir prendre la parole et de traiter la chose publiquement, afin de solliciter et d'obtenir l'attention et l'assistance de mes Collégues.

Examinons d'abord les causes du mal, ainsi que ses suites funestes.]

Pendant des siècles, les medicamens ont gardé dans les officines ou Pharmacies leur nom usuel et invariable, qui fut à cause de cela appelés *officinal.* Les nouveaux remèdes furent designés par les dénominations, que les inventeurs leur avoient donné, en y ajoutant les noms de ces derniers. Aucun systeme nouveau, aucune théorie nouvelle n'exerçoit sur eux son influence et ne pouvoit les altérer. Le grand *Linnée* même, en introduisant son système, les respecta, et distingua très bien le nom systematique du nom officinal, qu'il conserva soigneusement pour l'usage technique. Voici comme il s'exprime: „Pharmaco„poeorum nomina, saepius licet absurda, sancte „servavi, utpote complurium saeculorum aucto„ritate, *ratione legibusque exemta.*" (Mat. med. Praefatio.)

De même son illustro successeur, le celèbre *Murray*, quoiqu' enthousiaste de Linnée et de son système, n'osa jamais substituer ses dénominations aux termes consacrés; mais il s'eleva même dans son ouvrage véritablement classique sur la Matière médicale, et plus encore dans ses leçons publiques, contre cet égarement, prévoyant bien les desavantages et les erreurs, qui en résulteroient tôt ou tard. — Bientôt parut la révolution chimique de Lavoisier, et la théorie ainsi que la nomenclature de cette science furent totalement changées. En même tems arriva l'époque, où l'en s'efforça de tout bouleverser, et où dans les sciences comme dans la politique toutes les anciennes formes furent menaçées. Chaque auteur crût avoir la vocation de reformateur; et de nouveaux mots, de nouvelles dénominations inondèrent toutes les parties de notre science, et souvent même les noms ne furent que des traductions bizarres des anciens termes. Des médecins estimés crurent rendre un service à l'art en substituant aux noms usuels d'autres termes combinés d'une manière scientifique. On rédigea des Pharmacopées avec une nomenclature nouvelle, qui furent sanctionnées et introduites par les gouvernements. Aucun d'eux n'a voulu rester en arrière, ni se faire préscrire des loix par l'autre, de manière que nous voyons paroître tous les ans de nouvelles Pharmacopées hérissées de termes nouveaux et autorisées par les gouvernemens des pays qu'elles regardent. Ainsi *la Prusse*, *la France*, *la Russie*, *l'Autriche*, *l'Angleterre*, *la Hesse* etc. ont chacune leur propre nomenclature, qui très souvent différe des autres dans les choses les plus essentielles, de sorte que la plûpart des médicamens ont actuellement un nom officinal français, prussien, russe, autrichien, et bien d'autres encore. Les termes généraux sont changés en nationaux. — De plus comme on ne pouvoit interdire aux médecins de se servir des noms anciens, ils reparurent toujours et vinrent augmenter la confusion. — Il faut donc absolument que chaque Pharmacien fasse dorénavant provision d'une douzaine de Phamacopées, àfin de pouvoir les feuilleter au besoin; et les médecins sont obligés de pourvoir leur malades, qui voyagent au-delà des frontières, des traductions de leur ordonnances en douze langues officinales, et cette précaution même ne servira de rien et ne previendra pas les erreurs et les méprises dangereuses. Personne ne peut répondre, qu'une quantité de gouvernemens qui n'ont pas encore publié des Pharmacopées, n'admettent d'autres nomenclatures, ou ne changent dans une nouvelle édition les anciennes sous prétexte de les corriger; ce qui dans les discussions scientifiques est inévitable et y mérite même de justes éloges.

Quelques exemples suffiront pour faire voir le dégré, au quel cette confusion des langues est déja poussée:

CREMOR TARTARI est appelée dans la Pharmacopée autrichienne: *Tartris lixivae acidulus depuratus*, — dans la russe: *Supratartras Potassae*, — dans la prussienne: *Tartarus depuratus*, — dans la française: *Tartris acidula Potassae.*

SPIRITUS MINDERERI. Dans l'autrichienne: *Acetas ammonii solutus*, — dans la russe: *Acetas ammonii liquida*, — dans la Pharmac. de Londres: *Aqua ammoniae acetatae*, — dans celle d'Edimbourg: *Aqua acetitis ammoniae*, — dans la prussienne: *Liquor ammonii acetici.*

NITRUM. Autrich: *Nitras lixivae.* Russe: *Nitras potassae.* Russ.: *Kali nitricum.* Lond.: *Kali nitratum.* Gall.: *Deutonitras Potassii.*

MERCURIUS SUBLIMATUS CORROSIVUS. Autrich.: *Murias hydrargyri corrosivus.* Russe: *Muria hydrargyri oxydatus.* Pruss.: *Hydrargyrum muriaticum corrosivum.*

Edimb.: *Murias hydrargyri.* Gall.: *Murias hydrargyri superoxygenatus.* Lond.: *Hydrargyri oxymurias.*

CALOMEL. Autrich.: *Murias hydrargyri mitis.* Russe: *Murias hydrargyri oxydulatus praeparatus.* Pruss.: *Hydrargyrum muriaticum mite.* Edimb.: *Submurias hydrargyri.* Gall.: *Murias hydrargyri dulcis. Protochloruretum hydrargyri.*

HEPAR SULPHURIS ALCALINUM. Autrich.: *Sulphuretum lixivae.* Russe: *Hydrosulphuratum Potassae.* Pruss.: *Kali sulphuratum.*

SAL MIRABILE GLAUBERI. Autrich.: *Sulfas Sodae crystallisatus.* Russe: *Sulphas Sodae.* Pruss.: *Natrum sulphuricum.*

TARTARUS VITRIOLATUS. Autrich.: *Sulphas lixivae.* Russe: *Sulphas potassae.* Pruss.: *Kali sulphuricum.* Gall.: *Deuto sulphas Potassae.*

ALCALI VEGETABILE. Autrich.: *Carbonas lixivae alcalinus.* Russe: *Subcarbonas Potassae.* Pruss.: *Kali carbonicum.*

ALCALI MINERALE. Autrich.: *Carbonas Sodae alcalinus.* Russe: *Subcarbonas Sodae.* Pruss.: *Natrum carbonicum.* Edimb.: *Carbonas Sodae.* Lond.: *Natron praeparatum.*

TARTARUS EMETICUS. Autrich.: *Tartras lixivae stibiatus.* Russe; *Tartras stibii et potassae.* Pruss.: *Tartarus stibiatus.* Lond.: *Antimonium tartarisatum.* Edimb.: *Tartris antimonii.*

CUPRUM AMMONIACALE. Autrich.: *Sulfas cupri ammoniacalis.* Russe: *Sub-Sulphas cupri et ammoniae.* Pruss.: *Cuprum ammoniatum.* Edimb.: *Ammoniaretum cupri.*

LIQUOR ANODYNUS HOFFMANNI. Autrich.: *Spiritus aetheris sulphurici.* Russe *Aether sulphuricus alcoholisatus.* Pruss.: *Spiritus sulphurico-aethereus.* Lond.: *Spiritus aetheris vitriolici.* Edimb.: *Aether sulphuricus cum Alcohole.* Gall.: *Alcohol sulphuricum destillatum.*

SULPHUR ANTIMONII AURATUM. Autrich.: *Oxydulum stibii hydrosulphuratum aurantiacum.* Russe: *Oxydum stibii hydrosul-*

phuratum praecipitatum. Pruss.: *Sulphur. stibiatum aurantiacum.*

Un autre abus non moins grave est l'usage malheureux de préscrire les ordonnances dans la langue de pays. Jusqu'à présent cet usage n'est introduit qu'en France. — Je ne connois rien de plus avilisant pour notre art, ni de plus propre à le rendre incertain et à le livrer aux mains des charlatans, que cet usage funeste. Independammant de la dégradation, par laquelle nos ordonnances sont rangées dans la classe des récettes de cuisine et de toilette, nous courons le risque inévitable, de perdre l'expression déterminée de l'ordonnance ainsi que le bienfait inéstimable de notre art, le langage universel.

Je suis bien loin de méconnoître les bonnes intentions des savans éstimables qui ont introduit les nouveaux termes. Ils desiroient de rapprocher la dénomination de la perfection scientifique, en donnant par le nom une notion exacte de sa signification, et de rejeter ainsi une quantité de termes absurdes. — Mais qu'on me permette les questions suivantes. La perfection d'une science tient elle à la nomenclature? Ne doit elle pas, ainsi que la connoissance de la composition des remèdes, être supposée dans tous ceux qui préscrivent ou dispensent des médicamens? Est il bien sur que la science elle même restera toujours la même? — Une base, aussi variable, est elle propre à fonder des dénominations fixes? — L'absurdité de quelque noms anciens ne peut flétrir l'honneur de l'art, qui les regarde comme des signes indifférents. Toutes les langues techniques abondent en termes pareils; la nautique, l'architectonique, celle des mines, et personne n'en est chocqué. — D'ailleurs les termes nouveaux: *Tartras*, *Subtartras*, *Sulfas* etc., sont ils moins barbares que ceux que l'on abolit? —

On devoit dont adopter les termes scientifiques pour l'honneur et l'usage de la science, mais en même tems conserver dans les Pharmacies les termes usuels.

Qu'il me soit permis de développer les inconvéniens sans nombre qui résultent de l'échange des anciens termes fixes contre les nouveaux t rmes variables.

Le plus grand inconvénient est, que l'art perd l'avantage précieux *de se faire entendre partout et dans tous les tems*; une perte qui réjallit sur son côté le plus important, sur les services que l'on à droit d'attendre de lui. L'art de guérir est un bien commun de l'humanité. Il n'appartient ni à une époque, ni à une nation seule, mais à tous les tems ainsi qu'à tous les peuples. Ainsi sa langue, en exprimant avec précision les notions et les matières fondamentales de l'art, ne doit appartenir ni à une époque ni à une nation seule, mais à tous les tems et à tous les peuples, c'est à dire, *elle doit être invariable et universellement intelligible*. — Tel fut toujours, tel doit toujours être l'objèt et le charactère d'une terminologie officinale. Elle doit nous procurer le moyen d'ordonner un médicament à notre malade jusqu'au bout du monde, et nous assurer qu'il reçoit précisément le même remêde dans toutes les Pharmacies.

Si nous abandonnons ces termes, si nous osons les changer contre des termes arbitraires, une confusion totale en sera la suite inévitable. Non seulemens les malades perdront l'avantage de la préparation des ordonnances, mais aussi les Médecins mêmes se priveront de l'avantage de pouvoir entendre les écrits étrangers, parcequ'il est impossible d'avoir toutes les Pharmacopees à la main.

Il en est de même *avec l'etude du tems passé et de l'avenir.* — Je voudrois bien savoir ce que notre art seroit devenu, si nos ancêtres en avoient agi de cettes manière? Qui pourroit se servir de leurs écrits, s'ils avoient changé des termes tous les dix ans? Et nos déscendants, ne mêritent ils pas notre considération?

Que signifie: attacher les termes à la science, au système? — C'est les lier au tems, c'est les faire dépendre de ce qui est essentiellement variable. Personne n'osera prétendre que nous sommes au bout des connoissances chimiques, et qu'on ne nous en donnera pas bientôt un nouveau système, qui exigera encore une nouvelle nomenclature scientifique. Il ne faut pour cet effèt qu'un second *Lavoisier* (et peut être n'est il pas loin); il ne faut que la simple decouverte d'un nouveau élément, et tous les noms, dans la composition desquels il entre, devront être changés. Quels changemens la seule decouverte de la Chlorine n'at elle pas deja produits! —

N'oublions pas le grand désavantage qui résulte *de la ressemblance* d'un grand nombre de ces termes nouveaux, et de la foule des Synonymes, en prenant l'un pour l'autre, d'où peut risulter le plus grand malheur. Une méprise entre les noms *Kali sulphuricum* et *Kali sulphuratum* est très facile dans une récette qui n'est pas bien écrite, ou qui est préparée à la hâte par le Pharmacien. Les noms *Tartarus vitriolatus* et *Hepar sulphuris* rendent une telle méprise impossible. Le dernier terme est absurde; mais comme nom officinal, c'est à dire comme celui, qui doit distinguer d'une manière frappante une substance d'une autre qui lui ressemble, ce terme, par là même qu'il est singulier et qu'il forme un contraste frappant, est sans contredit le meilleur.

Un exemple encore plus sensible nous offrent les noms *Hydrargyrum muriaticum corrosivum* et *Hydrargyrum muriat. mite.* D'après le systême ils doivent être sans doute rangés l'un à coté de l'autre, mais pour l'usage médical ils doivent être éloignés autant que possible, à fin d'éviter toute méprise dangéreuse. Et combien est elle facile, si la différence n'est indiquée que par le troisième et dernier mot, les deux prémiers étant parfaitement ies mêmes? — Les anciennes dénominations: *Mercurius sublimatus* et *Calomel*, ne sont elles pas plus propres à indiquer cette différence? — Selon mon opinion un nom officinal ne doit pas porter son caractère distinctif dans les syllabes finales, qu'on trouve si souvent écrites avec négligence, mais plutôt dans les syllabes initiales.

Toute aussi importante est une autre falsification secrète et inapperçue. Le Médecin préscrit *Balsamus Vitae Hofmanni*, *Elixir viscerale Hofmanni*, *Flores Zinci* (pré-

parés

parés par Sublimation d'après Gaubius). Mais le Pharmacien, trop commode pour préparer à neuf le médicament, ou qui, croiyant suivant ses principes chimiques que c'est la même chose, y substitue les compositions préscrites par la Pharmacopée au lieu des médicamens susdits. De cette manière le Médecin reçoit au lieu de *l'Elixir viscerale Hofm. l'Elixir aurantiorum compos.* Pharmac. Boruss., au lieu du *Balsamus vitae Hofm.* la *Mixtura oleoso-balsamica* Pharm. Boruss., au lieu des *Flor. Zinci per ignem parat.* le *Zincum oxydatum* Pharm. Boruss. préparé par précipitation. — Seroit-ce la même chose, et cette substitution seroit elle indifférente? Pour le Chimiste, mais pas du tout pour le Médecin. Les organismes vivans sont bien plus sensibles que les réagens chimiques, et une circonstance, qui paroit minutieuse ou même absurde au Chimiste, peut être par son effet sur l'organisme de la plus grande importance pour le Médecin. Les médicamens composés par des hommes célebres comme *Hofmann*, *Whytt* etc. doivent être considérés comme des formes approuvées et sanctionnées dans toutes leurs parties par le réagent de l'organisme vivant pendant une longue série d'années, et elles devroient être inviolables et inaltérables.

La Chimie même est elle déja une science consommée et parfaite, et peut elle s'arroger de décider de l'efficacité d'un remède et de la manière dont il opère sur le corps? Nous ne manquons guère d'exemples, qui prouvent, que la médecine l'a souvent devancée, et a découvert par le réagent de l'organisme vivant des proprietés et des èlements dans les corps naturels, qui étoient inconnus à la Chimie, et dont elle nioit même opiniatriment l'existence. Il n'y a pas longtems que le charbon fut declaré absolument inefficace par les Chimistes, et son usage fut rejetté et banni de la matière médicale. Mais depuis longtems les Médecins y avoient apperçu des vertus médicatrices, et la Chimie eclairée par un nouveau système nous les accorde aujourdhui. De même les oxides métalliques étoient autrefois considérés par la Chimie comme des matières négatives, des terres, des caput mortuum; actuellement elle les reconnoit comme substances positives, dont l'efficacité est encore augmentée par un agent important qui y est contenu.

Enfin les souvenirs de reconnoissance, que nous devons aux Mëdecins illustres, qui nous ont donné maint remède exellent, et le désir de conserver leurs noms, ne méritent ils pas quelque considération de notre part? — Se rappeler du bienfaiteur en jouissant de son bienfait, est l'expression la plus tendre de la pieté reconnoissante. On desire souvent de pouvoir ériger des monumens à ces hommes célèbres; nous en possedons le moyen le plus facile — et ce moyen est plus durable que la bronze et le marbre — les monumens dans les coeurs des malades' sauvés par ces remèdes et dans ceux des Médecins qui s'en servent avec succès. Pourquoi nous priver de la prérogative d'éterniser les noms des héros de notre art, prérogative dont l'Anatomiste jouit en découvrant des nouvelles parties de l'organisation, et le Botaniste qui trouve une plante nouvelle? Son nom s'épanouit dans chaque fleur récemment éclose de la plante qui le porte; que parmi nous il fleurisse et vive dans chaque vie qu'il donne et qu'il crée de nouveau.

J'arrive enfin au moyen le seul possible, pour nous délivrer de cette confusion, et pour en éviter de plus grandes.

Il ne faut pour cet effet que *la réunion de tous les Medecins praticiens* et *academiciens, et de leur part l'engagement inviolable, de ne se servir dans leurs ordonnances que des anciens termes, et d'aucune autre langue que de la latine.*

Un nom officinal doit avoir deux caractères:

1) il doit être invariable,

2) il doit être généralement intelligible. On peut encore ajouter qu'il doit se distinguer de la manière la plus tranchante de tous les médicamens qu'il seroit facile et dangereux de confondre avec lui.

Nous ne pouvons obtenir l'un et l'autre qu'en recourant aux anciens noms ci-devant usités. L'ancien terme est le seul fixe; il est pour ainsi dire un signe stereotype, généralement répandu par l'usage de plusieurs siècles et universellement intelligible. Des dénominations nouvelles ne peuvent jouir de cet avantage, car elles sont assujetties au changement, et comment veut on leur procurer la sanction et l'accueil général que les anciennes doivent à leur aucienneté même? De plus nous trouvons dans les anciens termes ces caractéres tranchans qui sont absolument nécessaires; le nouveau système au contraire les confond, comme je l'ai-prouvé, et en les rapprochaut les rend équivoques.

Mais non seulement les compositions et les préparations, les médicamens simples doivent aussi être soumis à ce principe. Car personne ne peut répondre qu'un nouveau système d'histoire naturelle ne fasse dans peu de tems une révolution comme celui de Linné. Alors nous voilà de nouveau dans une confusion épouvantable. Il en est déja ainsi en France et en Allemagne, ou l'on se sert souvent de la nomenclature de Jussieu, de Wildenow et d'autres au lieu de celle de Linnée. *)

*) Il n'est pas seulement question des ordonnances, mais aussi des livres. Quant à ces derniers je

J'ai suivi ce principe pendant toute ma carrière, et je suis resté fidèle aux anciens termes. De même comme Professeur de Matière médicale et de Therapeutique, ainsi que d'ans les exercices cliniques, je n'ai pas dévié des anciennes dénominations officinales. Or je Vous invite Messieurs et très honorés Collègues, qui prenés à coeur la conservation de notre langage technique général, de donner l'exemple et de former la féderation que je propose. Je suis persuadé qu'une chôse aussi importante, et qui parle d'elle même, ne sçauroit manquer d'être approuvée et imitée, et dans peu de tems nous pourrons jouir de notre ancienne prérogative de nous faire entendre partout, tant de nos contemporains que de la postérité.

Les anciens termes officinaux se trouvent dans tous les livres de matière médicale,

---

demanderois avec instances, qu'on voulût bien toujours s'y servir des termes techniques usités, et d'eviter l'expression dans la langue du pays, qui, étant différente dans chaque pays et même dans chaque province, cause des erreurs et des méprises inévitables.

ainsi que dans toutes les Pharmacopées. Même les plus nouvelles les citent.

La Societé médico-chirurgicale de Berlin, la première à la quelle cette addresse a été communiquée, y a souscrit à l'unanimité.

Noms officinaux
des
Medicamens les plus communs.

Aethiops antimonialis au lieu de Hydrargyrum stibiato-sulphurat.

Aethiops martialis — Ferrum oxydulatum nigrum.

Aethiops mineralis — Hydrargyrum sulphuratum nigr.

Alkali vegetabile — Kali.

Alkali minerale — Natron.

Alkali volatile sicc — Ammonium carbonicum.

Antimonium crudum — Stibium sulphuratum nigrum.

Aqua Calcis — Aqua Calcariae ustae.

Balsamum Arcaei	au lieu de	Unguentum Elemi.
Balsamum vitae Hoffmanni	—	Mixtura oleoso-balsamica.
Butyrum Antimonii	—	Liquor stibii muriatici.
Calomel	—	Hydrargyrum muriaticum mite.
Calx Antimonii cum Sulphure	—	Calcaria sulphurato-stibiata.
Calx viva	—	Calcaria usta.
Cremor Tartari	—	Tartarus depuratus.
Chrystalli Tartari	—	Tartarus depuratus.
Elixir acidum Halleri	—	Mixtura sulphurico-acida.
Elixir roborans Whyttii	—	Tinctura Chinae composita.
Elixir viscerale Hoffmanni	—	Elixir Aurantiorum compositum.
Elixir Vitrioli Mynsichti	—	Tinctura aromatica acida.
Emplastrum adhaesivum	—	Emplastrum Lithargyri cum Resina Pini.
Emplastrum album coctum	—	Emplastrum Cerussae.

Emplastrum Diachylon compositum	au lieu de	Emplastrum Lithurgyri composit.
Emplastrum Diachylon simplex	—	Emplastrum Lithargyri simplex.
Extractum panchymagogum	—	Extractum Rhei compositum.
Extractum Saturni	—	Acetum saturnin.
Flores Benzoës	—	Acidum benzoicum.
Flores Salis ammoniaci martiales	—	Ammonium muriaticum martiatum.
Flores Sulphuris	—	Sulphur depuratum.
Flores Zinci	—	Zincum oxydatum album.
Hepar Sulphuris calcareum	—	Calcaria sulphurata.
Hepar Sulphuris salinum	—	Kali sulphuratum.
Kermes minerale	—	Sulphur stibiatum rubeum.
Lac Sulphuris	—	Sulphur praecipitat.
Lapis infernalis	—	Argentum nitricum fusum.
Laudanum liquidum Sydenhami	—	Tinctura Opii crocata.

Linimentum volatile	au lieu de	Linimentum ammoniatum.
Liquor mineralis anodynus Hofmanni	—	Spiritus sulphurico-aethereus.
Liquor Cornu Cervi succinatus	—	Liquor Ammonii succinici.
Liquor Terrae foliatae Tartari	—	Liquor Kali acetici.
Mercurius dulcis	—	Hydrargyrum muriaticum mite.
Mercurius praecipitatus albus	—	Hydrargyrum muriatic. praecipitat.
Mercurius praecipitatus ruber	—	Hydrargyr. oxydatum rubrum.
Mercurius solubilis Hahnemanni	—	Hydrargyr. oxydulatum nigrum.
Mercurius sublimatus	—	Hydrargyr. muriatic. corrosiv.
Nitrum	—	Kali nitricum.
Oleum animale Dippelii	—	Oleum animale aethereum.
Oleum Vitrioli	—	Acidum sulphuric. concentratum.
Pulvis Doweri	—	Pulvis Ipecacuanhae compositus.

Roob	au lieu de	Succus inspissatus.
Sal amarum	—	Magnesia sulphurica.
Sal ammoniacum	—	Ammonium muriaticum.
Sal culinare	—	Natrum muriatic.
Sal mirabile Glauberi	—	Natrum sulphuric.
Sal Seignette	—	Tartarus natronatus.
Sal Succini	—	Acidum succinicum.
Sal volatile Cornu Cervi	—	Ammonium carbonicum pyro-oleos.
Spiritus Cornu Cervi	—	Liquor Ammonii pyro-oleosi.
Spiritus Mindereri	—	Liquor Ammonii acetici.
Sulphur Antimonii auratum	—	Sulphur stibiatum aurantiacum.
Sulphur Antimonii liquidum	—	Liquor Saponis stibiati.
Tartarus emeticus	—	Tartarus stibiatus.
Tartarus solubilis ammoniacalis	—	Tartarus ammoniatus.
Tartarus tartarisatus	—	Kali tartaricum.
Tartarus vitriolatus	—	Kali sulphuricum.

Terra foliata Tartari	au lieu de	Kali aceticum.
Tinctura thebaica	—	Tinctura Opii simplex.
Vitriolum Cupri	—	Cuprum sulphuricum.
Vitriolum Martis	—	Ferrum sulphuricum.
Vitriolum Zinci	—	Zincum sulphuricum.
Unguentum aegyptiacum	—	Oxymel Aeruginis.
Unguentum album simplex	—	Unguentum Cerussae.
Unguentum digestivum	—	Unguentum Terebinthinae.
Unguentum neapolitanum	—	Unguentum Hydrargyri cinereum.